DE

L'OPÉRATION

D'ESTLANDER

PAR

Stephan T. POPPOFF

Docteur en médecine

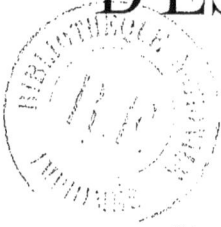

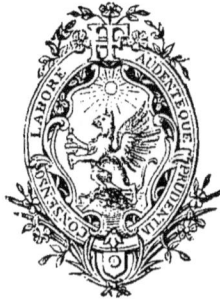

MONTPELLIER

IMPRIMERIE CENTRALE DU MIDI

(HAMELIN FRÈRES)

—

1894

DE

L'OPÉRATION

D'ESTLANDER

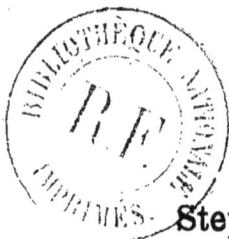

PAR

Stephan T. POPPOFF

Docteur en médecine

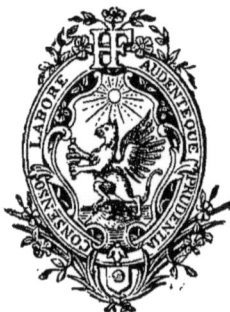

MONTPELLIER

IMPRIMERIE CENTRALE DU MIDI

(HAMELIN FRÈRES)

—

1894

A MON PÈRE ET A MA MÈRE

A MES FRÈRES :

LE LIEUTENANT-COLONEL Iv. T. POPPOFF

Commandant le régiment de S. A. R. la Princesse de Bulgarie.

SIMÉON T. POPPOFF

Président du Conseil général du département de Sistova.

GEORGES T. POPPOFF

LE LIEUTENANT PROCOPI T. POPPOFF

du 3ᵐᵉ régiment de cavalerie.

A MA SŒUR

S. T. POPPOFF.

A LA MÉMOIRE DE MA REGRETTÉE BELLE-SŒUR

LUBITZA

A MES NIÈCES

ANNA ET LUBITZA

A MES TANTE, ONCLE, COUSINES ET COUSINS

A LA FAMILLE CAMBOUROFF

A MADAME VOULTCHEFF

A MA COUSINE

MADAME METCHKONEFF

ET A MON COUSIN

LE LIEUTENANT-COLONEL METCHKONEFF
Commandant la division du Viddin.

S. T. POPPOFF.

A MADAME ET A MONSIEUR KABAKCHIEFF

A MADAME ET A MONSIEUR LE DOCTEUR L. DAGOROFF

A MON CHER AMI G. ANTONOFF

Ingénieur-agronome.

A MES MAITRES

A TOUS MES AMIS

S. T. POPPOFF.

INTRODUCTION

Un cas de l'empyème chronique, que nous avons eu l'occasion de suivre et d'étudier pendant notre stage dans le service de M. le professeur Dubrueil, nous a suggéré l'idée de consacrer notre thèse inaugurale à l'étude de l'opération d'Estlander.

En traitant ce sujet, nous n'avons pas la prétention de faire œuvre nouvelle; notre intention est seulement de tâcher d'exposer l'état actuel de la science sur cette question.

Notre travail sera divisé en trois chapitres :

Chapitre I. — Historique.

Chapitre II. — Indications et contre-indications.

Chapitre III. — Traitement. Manuel opératoire.

Pour donner un plus fort appui à ce que nous disons des indications et des contre-indications, nous avons cru bon d'intercaler dans le texte quelques observations empruntées aux journaux français ou puisées dans les journaux étrangers que nous avons été obligé de traduire en partie.

Avant d'aborder l'étude de notre travail, qu'il nous soit permis d'apporter ici à M. le professeur Dubrueil l'hommage de notre profonde reconnaissance pour l'obligeance avec laquelle il a bien voulu accepter la présidence de notre thèse, après nous avoir aidé de ses conseils autorisés.

Nous ne saurions non plus oublier MM. les professeurs Grasset, Forgue, Estor, Rauzier et Lapeyre, pour la sympathie qu'ils nous ont montrée pendant toute la durée de nos études.

Nous sommes heureux de profiter aussi de l'occasion qui se présente à nous, pour exprimer toute notre reconnaissance envers nos Maîtres et rappeler combien nous sommes touché des marques de sympathie et de bienveillance qu'ils n'ont cessé de nous témoigner.

Nous n'oublierons jamais l'accueil si hospitalier que nous avons reçu dans l'École de Montpellier, où nous sommes venu de l'étranger consulter les précieuses et immenses ressources qu'elle possède.

En terminant, qu'il nous soit permis de réclamer toute la bienveillance de nos Juges pour la rédaction de cette étude, à cause de notre nationalité étrangère. Nous sommes persuadé d'avance qu'elle ne nous fera pas défaut.

DE

L'OPÉRATION D'ESTLANDER

CHAPITRE PREMIER

HISTORIQUE

La paternité de l'opération dite d'Estlander est encore fort discutée.

En 1857, Walter, se trouvant en présence d'une fistule thoracique et voulant connaître exactement le point de départ de cette suppuration prolongée, réséqua une petite portion de la huitième côte et tomba sur un épanchement purulent de la plèvre.

Roser (de Marburgh), en 1859, Simon (de Heidelberg), en 1869, firent aussi des résections costales plus ou moins étendues, mais le but des deux chirurgiens n'était pas de favoriser l'accolement de deux feuillets pleuraux. Roser voulait seulement agrandir l'orifice de la fistule qui s'était fermé par suite de l'affaissement costal, et Simon ne réséquait que pour assurer une large voie d'écoulement au pus retenu dans la poitrine.

En 1874, Létiévant (de Lyon) résèque plusieurs segments

de côtes chez un malade atteint d'empyème, mais c'était pour une hémorragie du poumon. Il a fait, depuis, la même opération de propos délibéré, pour des cas similaires.

En somme, avant Estlander, les chirurgiens pratiquaient des résections costales dans les cas de fractures, de carie, de nécrose des côtes, d'hémorragie intercostale, de plaie ou de hernie du poumon. Mais c'est, à n'en pas douter, le professeur Estlander (d'Helsingfors), qui eut le premier l'idée de supprimer une partie des arcs costaux, dans l'intention bien définie de déterminer l'affaissement de la paroi costale et le rapprochement des deux feuillets de la plèvre.

D'après M. Homen, Estlander a décrit l'opération de la résection costale appliquée au traitement de l'empyème chronique, dès l'année 1877, dans le journal *Finska Lakaresallskapets Handlingar* (1877, B. XIX, p. 275).

Quoi qu'il en soit, la publication du mémoire d'Estlander dans un journal de médecine français, la *Revue mensuelle de médecine et de chirurgie*, en 1879, a attiré l'attention des chirurgiens français, et nous voyons M. Weiss, à Nancy, en 1881, M. Poncet, à Lyon, et M. Bouilly, à Paris, en 1882, pratiquer, tous les trois, l'opération de la résection costale. Leur exemple a été bientôt suivi, et le nombre des opérateurs n'a fait qu'augmenter.

La mobilisation chirurgicale de la paroi thoracique, sans doute, réalisait un grand progrès dans le traitement de l'empyème chronique. Cependant, lorsque les opérations se furent multipliées, il devint évident qu'un certain nombre d'empyèmes ne pouvaient être guéris par la seule mobilisation de la paroi thoracique. Les chirurgiens ont trouvé la plèvre extrêmement épaisse et indurée, ou bien remplie de fongosités sans tendance aucune à la cicatrisation.

Déjà, en 1872, Baccili a vu que l'évacuation du pus ne suffisait pas pour guérir l'empyème chronique ; il fallait, disait-il, modifier profondément la membrane pyogénique. Pour obtenir cette modification, il pratiquait dans la cavité de l'empyème des injections de fortes solutions de nitrate d'argent. Il fallait donc, après la mobilisation de la paroi costale, chercher à ranimer la vitalité de la plèvre et lui rendre une force de rétraction suffisante.

Plus tard, on a ajouté à cette cautérisation, dans le même but, le curage, le grattage et même l'excision de la plèvre. C'est Max Schede qui excise une portion de la plèvre.

M. Bœckel, en 1886, au lieu d'exciser la plèvre à la manière de Schede, l'incise crucialement, après quoi il racle et gratte la face interne de la cavité suppurante.

Dernièrement, beaucoup de chirurgiens ont remarqué, avec juste raison, qu'il faut aider le plastron thoracique, dont le but est de se rapprocher du poumon. Pour atteindre ce résultat, on a d'abord employé la compression thoracique totale, qui n'était pas commode parce qu'elle comprimait tout le thorax et qu'elle gênait la respiration de l'opéré. A cause de ces difficultés, on s'est adressé à la compression locale. On a préconisé dans ce but la compression par des tampons, au nombre de deux ou trois, qu'on mettait entre la première et la dernière couche du pansement.

Notre Maître M. le professeur Dubrueil réalise (et nous l'avons vu pendant notre stage) cet enfoncement de la paroi par une compression localisée et forcée au moyen d'un corset plâtré que nous décrirons plus loin.

CHAPITRE II

INDICATIONS ET CONTRE-INDICATIONS

Un épanchement purulent se forme dans la cavité, d'un côté de la plèvre restée virtuelle jusqu'à ce moment, ces deux feuillets se séparent l'un de l'autre et la distance entre eux est plus ou moins grande, suivant que le pus est plus ou moins abondant. Des fausses membranes, peu épaisses au début et localisées, se généralisent plus tard sur les deux feuillets de la plèvre et peuvent acquérir, surtout sur la plèvre pariétale, une épaisseur de 1 centimètre; des adhérences commencent à se voir entre les deux feuillets de la séreuse.

Lorsque le pus est un peu plus abondant, et par conséquent la cavité plus vaste, le poumon est comprimé et refoulé vers la colonne vertébrale. Le médiastin est repoussé du côté sain; le poumon du côté correspondant se trouve comprimé, ce qui diminue le champ de l'hématose et augmente la dyspnée du malade.

Le diaphragme est abaissé au point que sa voûte s'efface plus ou moins complètement et proémine fortement dans la cavité diaphragmatique.

La tension du pus produit une déformation à la paroi thoracique.

Mais la marche du pus ne s'arrête pas là. Et, en effet, il peut se faire jour au dehors par différentes voies, et notamment par les bronches (vomique), par un espace intercostal (le plus souvent le cinquième espace) en avant du thorax ; cette dernière voie se rencontre plus souvent.

Donc, nous sommes ainsi arrivés en présence d'une cavité suppurante pleurale avec une fistule pleuro-bronchique ou une fistule pleuro-cutanée se formant spontanément ou chirurgicalement.

Que deviendra cette cavité ?

Elle peut guérir. Pour la guérison, sont indispensables deux facteurs, la rétraction de la cage thoracique et la dilatation du poumon.

La dilatation du poumon est favorisée en grande partie par les adhérences qui se sont établies entre la plèvre pariétale et la plèvre viscérale épaissies.

La cage thoracique subit, elle aussi, des modifications qui tendent à diminuer la cavité pleurale. Sous l'influence de la tension des muscles thoraciques et de la rétraction de la plèvre, elle s'affaisse, se déprime et vient, pour ainsi dire, au devant du poumon. Progressivement le sac pleural disparaît, les deux parois reviennent au contact, la suppuration tarit et la fistule se ferme. Donc, nous ne devons pas ici intervenir ; c'est une contre-indication.

Mais, malheureusement, il n'en est pas toujours ainsi. On peut être autorisé à pratiquer de bonne heure une première et même une seconde résection, si l'état général du patient est tel que ses forces ne puissent suffire à la longue durée du travail de réparation.

Si nous opérons de bonne heure, nous éviterons une grande partie des symptômes qui constituent la cachexie suppurative : la fièvre vespérale, la diarrhée, les sueurs abondantes nocturnes, l'œdème sus-malléolaire disparaîtront, l'appétit qui était diminuée reviendra, les eschares, les troubles de la respiration et de la circulation n'auront pas le temps de se déclarer. Le patient, ayant plus de forces, résistera plus facilement à l'opération.

Cet empyème peut encore se transformer en chronique, et alors nous devons opérer. En effet, chaque fois que nous constatons que la paroi thoracique ne s'affaisse plus, que le périmètre thoracique (pris chaque jour) ne diminue plus, parce que, par leur affaissement, les côtes correspondantes à la cavité ont atteint leur extrême limite de rapprochement en se touchant l'une à l'autre, lorsque la rétraction de la plèvre n'est plus capable de rapprocher la paroi thoracique du poumon ; lorsque le poumon a fait tout ce dont il est capable pour se dilater et concourir au rapprochement des deux feuillets l'un contre l'autre et oblitérer ainsi la cavité pleurale qui a cessé de se rétrécir ; lorsque la suppuration abondante et putride persiste malgré les lavages et le pansement antiseptique, alors il faut intervenir ; c'est là une indication.

La date éloignée de l'ouverture de la collection purulente est une autre indication. Elle nous montre d'une façon générale que, si une durée très courte existe entre le début de l'empyème et l'établissement spontané ou chirurgical d'une fistule pleuro-cutanée, la guérison sera plus complète ou presque complète parce que la poche sera plus petite, la durée de la suppuration de la plèvre sera moins longue et le poumon reviendra plus facilement vers le thorax. Si la durée est plus longue, la guérison sera plus difficilement obtenue. En effet le poumon, plus longtemps comprimé, deviendra de plus en plus inextensible, la paroi de la cavité purulente perdra de plus en plus sa rétractilité et l'épaississement croissant de la plèvre pariétale constituera bientôt un sérieux obstacle à l'affaissement thoracique, même après la mobilisation de la paroi costale. — Il est facile de savoir la date : les antécédents du malade nous apprendront l'époque du début du foyer purulent; ils nous renseigneront également sur le moment où ce foyer s'est ouvert naturellement et sur le jour où l'empyème a été pratiqué. Mais, dans les deux cas, l'ancienneté de l'empyème chronique n'est pas une contre-indication nette, parce qu'on peut obtenir un succès complet, même dans le cas où l'empyème est très ancien. L'observation XIII nous en fournit un exemple.

L'existence d'une fistule pleuro-bronchique n'est pas une contre-indication. Cependant l'existence de cette fistule oblige à prendre certaines précautions. Ainsi pendant l'opération on peut voir le pus sortir par cette fistule, et l'anesthésie présenter quelques difficultés.

Quelques jours après l'opération, on est obligé de suspendre les lavages de la plèvre, autant pour éviter la pénétration du liquide dans les bronches, que nous favoriser la cicatrisation de la fistule pleuro-bronchique (observation VII).

La présence de *tubercules* pulmonaires ou pleuraux ne doit-elle pas la plupart du temps empêcher le chirurgien de faire l'opération ? Oui et non.

Si nous constatons des tubercules avancés dans les deux poumons, l'abstention s'impose, c'est une contre-indication des plus évidentes, les insuccès en pareil cas sont excessivement nombreux. Si la tuberculose a envahi une portion notable du poumon où il existe par exemple des signes cavitaires nets et étendus, alors il ne faut pas opérer, parce que dans ces conditions l'opéré est trop exposé à succomber rapidement après l'opération (observation VIII).

Si, à côté du poumon correspondant à la plèvre malade, l'autre poumon n'offre pas de signes de tuberculose ou des signes d'une néoplasie très peu avancée, on peut opérer sans crainte, l'opération ici peut produire une réelle amélioration dans l'état du patient (observations II et XIV). Mais si le tuberculeux dont la plèvre suppure est épuisé et extrêmement affaibli, et si cet état est lié à la dégénérescence amyloïde des tissus, dégénérescence fréquente en pareil cas, si son état général grave fait craindre une fin prochaine, alors il ne faut pas du tout intervenir, même en présence d'une cavité petite, pour ne pas voir mourir le malade dans nos mains.

Nous voyons qu'en général il ne faut pas toujours considérer la tuberculose comme une contre-indication formelle d'intervention chirurgicale, c'est une condition défavorable.

L'âge du patient est-il une contre-indication ?

Il est vrai que l'opération d'Estlander réussit surtout chez les jeunes sujets, entre dix et vingt ans, où le tissu a une plus grande vitalité, où le thorax est plus élastique que chez les personnes âgées ; mais on ne doit guère compter comme une contre-indication l'âge avancé, qui est une circonstance seulement moins favorable.

L'albuminerie n'est rien moins qu'une contre-indication absolue, lorsque sa cause est une lésion rénale irrémédiable (observation IX). La présence de l'albumine dans l'urine ne veut pas toujours dire qu'il ne faut pas opérer, parce qu'elle peut dépendre de la suppuration chronique de la plèvre. On la voit disparaître très souvent après la suppression de la suppuration (observation X).

Les *lésions cardiaques* sont le plus souvent une contre-indication (observation XI).

Une autre contre-indication non moins importante est le *diabète.*

Dans plusieurs observations, l'étendue considérable de la cavité purulente fut en grande partie la cause, sinon la cause unique, de l'insuccès complet de la résection costale. Il nous faut donc voir dans quelles cavités on peut redouter un insuccès ou bien espérer un succès.

Pour arriver à ce résultat, il nous faut employer les moyens connus en chirurgie. On divise ces moyens en trois groupes :

1° AUSCULTATION. — PERCUSSION. — PALPATION. — Ils sont presque toujours insuffisants, les résultats donnés sont incomplets et de peu de valeur : la grande épaisseur de la coque pleurale peut donner lieu à une matité trompeuse ; de plus, le poumon, ayant subi une sorte de sclérose, étouffé par une pneumonie corticale et des fausses membranes épaisses, dures et fibreuses, est ratatiné le long de la colonne vertébrale et ne peut presque pas s'ausculter. Les signes que l'on perçoit sont ceux d'un pneumothorax, parce que l'air pénètre dans la cavité par une des fistules soit pleuro-cutanée, soit pleuro-bronchique.

2° EXPLORATION PAR DES CORPS RIGIDES. — Un long stylet, une sonde d'homme, le cathéter de Béniqué, la sonde très malléable de Mayor, introduits avec une prudence extrême, afin de ne pas déterminer des lésions des organes avoisinant la poche, nous apprendront la distance qui sépare le poumon de la paroi thoracique et nous feront connaître les divers diverticules de la poche, les cloisons formées par les fausses membranes. La sonde, dont l'extrémité est recourbée en bec, étant introduite, est dirigée suivant les différents rayons de la cavité purulente ; nous marquons sur la peau les points de la cavité au niveau desquels le bec de la sonde est arrêté (on sent assez aisément ce bec à travers les parties molles de l'espace intercostal) ; nous mesurons les longueurs, de sonde introduite en différents sens ; ceci nous renseigne sur la distance approximative qui sépare les deux feuillets de la plèvre. La plus ou moins grande facilité avec laquelle on peut, à diverses profondeurs, lui faire exécuter des mouvements de

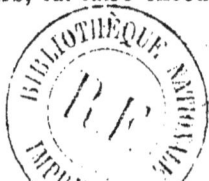

2

rotation, permet aussi d'apprécier l'étendue de la cavité. Lorsque la rotation est complète, même à une certaine profondeur,
il est clair que la cavité est très spacieuse ; dans le cas contraire, on est en présence de petites cavités.

La sonde nous renseigne aussi sur la direction de la fistule,
ce qui offre un intérêt assez grand, au point de vue de la
résection costale, ainsi qu'au point de vue du résultat de
l'opération. Plus la fistule aura un trajet parallèle à la paroi
thoracique, plus la cavité sera peu profonde, et plus vite elle
sera guérie. Au contraire, plus la direction sera oblique à la
paroi thoracique, plus la cavité sera profonde et plus difficile
sera la guérison.

3º L'INJECTION D'UN LIQUIDE ANTISEPTIQUE sert aussi à
estimer la capacité des cavités, quoique très souvent on n'ob-
tienne pas de grands renseignements, parce que la fistule
pleurale est souvent constituée par un certain nombre de cavités secondaires, qui communiquent entre elles au moyen de
canaux très étroits, dont la direction très oblique et sinueuse
ne laisse pas passer le liquide ; en pareil cas, la quantité du
liquide ne nous dira pas exactement la capacité de la cavité.
D'autre part, beaucoup de patients ne peuvent pas prendre,
ni surtout conserver assez longtemps, les attitudes néces-
saires ; ils sont pris d'accès de dyspnée ou de quintes de toux,
comme notre patient de l'observation II.

S'il existe une fistule pleuro-bronchique, l'injection est vrai-
ment impraticable et doit être écartée ; elle peut être la cause
de sérieux accidents, comme par exemple une menace d'asphyxie.

Mais lorsque ces cavités secondaires n'existent pas, que le
patient supporte bien l'injection et qu'une fistule pleuro-bronchique n'existe pas, alors, pour jauger exactement la capacité,
on fait coucher le patient sur le côté sain, de façon à mener

l'orifice fistuleux au point le plus élevé de la paroi de cette cavité. Une remarque que nous ne devons pas oublier, c'est qu'il faut avoir soin de vider la cavité du pus qu'elle contient, soit en faisant tousser le patient, soit en donnant au thorax une situation telle que l'orifice de la fistule pleuro-cutanée se trouve au point le plus déclive de la cavité.

De cette manière, l'injection nous renseigne sur un seul point, la dimension probable de la cavité, sans nous renseigner sur le siège, la forme, le sens de la plus grande étendue, ni sur l'existence des prolongements supérieurs ou inférieurs de la cavité.

Aux moyens des renseignements fournis par ces procédés d'exploration, nous pouvons arriver, dans bon nombre de cas, à déterminer, avec une approximation suffisante : le siège, l'étendue, la direction, la forme, la dimension de la cavité ; le volume du poumon, son état, et jusqu'à un certain point l'état probable de la plèvre, et par conséquent à déterminer dans quels cas l'opération est indiquée et dans quels cas elle est contre-indiquée ?

1° Si nous sommes en présence d'un patient porteur d'une cavité suppurante très grande, occupant toute l'étendue de la plèvre (le cas fort heureusement ne se présente que rarement maintenant), ou bien si le poumon est réduit à un moignon inégal, gros comme une orange, saillant ici, rentrant là, par suite de la rétraction irrégulière des lobes pulmonaires, il est refoulé soit contre la colonne vertébrale à sa partie supérieure, soit en avant et en dedans contre le médiastin, soit en avant et en haut ; ou bien depuis longtemps les vésicules pulmonaires ont perdu leur élasticité ne se laissant plus détendre et alors avec l'oreille on n'entend plus aucun murmure vésiculaire nulle part ; ou bien la sonde se perd dans la cavité dépassant 20 centimètres et même plus ; ou bien on injecte

plus de 1,200 à 1,500 grammes du liquide ; ou bien, enfin, la santé du malade laisse à désirer. Dans pareils cas, il ne faut pas opérer ; c'est une contre-indication réelle. Si nous voulions opérer dans ces cas, il nous faudrait réséquer presque toutes les côtes du côté malade ; opération qui ne serait pas sans danger et qui ne donnerait aucun résultat à cause de la distance existant entre les deux feuillets qui sont épais, du long chemin que la paroi thoracique devenue rigide aurait à parcourir et de la difficulté qu'elle aurait à se plisser pour adhérer au poumon dont la conformation est irrégulière, nous n'obtiendrions pas le rapprochement des deux feuillets ; la suppuration continuerait, à cause de l'existence de la fistule, et le patient finirait par en mourir. Dans ce cas, ni l'âge, ni la position de la cavité suppurante, ne doivent nous entraîner à opérer, car dans tous les cas la fin du malade est bien proche (obs. XII).

2° Il en est autrement lorsqu'on se trouve en présence d'une cavité occupant une moindre étendue, les deux tiers ou la moitié de la plèvre. La sclérose pulmonaire et la pneumonie corticale n'étant pas aussi prononcées, le poumon n'est pas aussi comprimé et on entend le bruit respiratoire vésiculaire, soit en arrière, dans la fosse sus-épineuse et au voisinage de la colonne vertébrale, soit plutôt en avant, vers la partie antérieure des premiers espaces intercostaux. On peut injecter de 500 à 600 grammes du liquide dans la cavité ; la sonde y pénètre assez profondément encore. La plèvre ne sera pas aussi épaisse que dans les cas précédents.

Dans ce cas, s'il n'y a pas d'autres contre-indications, l'opération est indiquée : la paroi thoracique s'adaptera beaucoup mieux aux irrégularités du poumon, qui ne sont pas si prononcées que dans le cas précédent, la cavité sera plus facilement comblée et le résultat sera bon.

En pareil cas, plus tôt nous opérerons, plus nous trouverons le poumon en bon état : la sclérose, la pneumonie corticale seront peu prononcées, la plèvre n'aura pas eu le temps de s'épaissir, les fausses membranes seront moins développées, et par conséquent, le poumon étant moins gêné pour se dilater, la paroi thoracique étant moins rigide, ils se rapprocheront plus facilement l'un de l'autre.

L'opération sera d'autant plus indiquée, que le patient sera plus jeune et que l'empyème siégera à gauche. Le jeune âge est plus favorable au travail de réparation, comme nous l'avons déjà dit.

En cas d'empyème gauche, la guérison complète ou une amélioration notable sont plus facilement et plus promptement obtenues que dans le cas d'empyème droit.

Quelles sont les causes de cette différence ?

a) La pleurésie à gauche est due plus souvent à une lésion produite par un autre bacille que celui de la tuberculose. Aran, Combal, un de nos anciens professeurs, et d'autres, l'ont remarqué avec juste raison. D'après eux, la proportion serait 1, pleurésie due à la tuberculose, sur 3, dues aux autres bacilles. Or nous savons que la pleurésie tuberculeuse est très fâcheuse pour le résultat de l'opération.

b) Le périmètre thoracique gauche est inférieur de 1 à 2 centimètres au périmètre thoracique droit.

c) La présence du cœur à gauche.

Cette dernière cause nous paraît encore plus puissante. En effet, après l'opération, l'effacement de la cavité de l'empyème est dû, soit à la dilatation du poumon, soit surtout à la rétraction des parois. La paroi costale n'est pas seule à concourir à cet effacement de la cavité ; il faut tenir compte aussi, du moins si la cavité présente une certaine étendue, de la direction des parois diaphragmatique et médiastine. Or il est probable que l'entraînement du médiastin vers la cavité thoracique est plus facile et peut être poussé plus loin quand il s'agit du thorax gauche que quand il s'agit du thorax droit, sans doute en raison du relief que fait le péricarde dans le côté gauche de la poitrine. Un bon exemple est celui de notre observation III.

3° Il en est encore tout à fait autrement que dans les deux cas précédent, lorsqu'on se trouve en présence d'une cavité de petites dimensions se développant dans une partie limitée de la plèvre, plus souvent sous la face latérale de la paroi costale. Le poumon est très peu éloigné de la paroi thoracique, le bruit respiratoire est plus nettement perçu sur une assez large surface. La sonde en bec ne pénètre que de quelques centimètres ; elle n'exécute que difficilement ou ne peut pas exécuter une rotation complète. La cavité peut recevoir à peine 100 à 300 grammes de liquide. En un mot, toutes ces explorations nous montrent que nous sommes en présence d'une petite cavité plate située superficiellement.

Ici, nous ne devons pas douter un seul instant du bon résultat de l'opération. Et en effet il suffit de réséquer plusieurs côtes, et de chacune une petite portion, pour la guérison ; mais nous le verrons en nous occupant du traitement.

4° Dans les cavités de petites dimensions : où le poumon n'est qu'à une faible distance de la paroi thoracique ; où la sonde ne peut être enfoncée à une grande profondeur ; où la cavité donne issue seulement à quelques cuillerées de pus ; où le bruit respiratoire, dans la région correspondante à la cavité, est faible, nul, ou bien remplacé par une respiration bronchique à timbre légèrement caverneux ou amphorique, il n'y a pas là une indication d'opérer. Dans ces cas, la résection d'une ou deux côtes au voisinage du trajet fistuleux, l'excision ou le raclage des callosités et des fongosités, suffisent pour obtenir la guérison complète ; l'opération d'Estlander est donc contre-indiquée.

Ainsi, pour résumer tout ce que nous avons remarqué à propos de la dimension des cavités, nous dirons :

I. — Que l'opération d'Estlander est contre-indiquée :

a) Dans les cas de cavité occupant toute l'étendue d'un côté du thorax, parce que le danger est très grand et qu'on peut s'attendre à un insuccès.

b) Dans les cas de cavité très petite, parce que la guérison s'obtient par la résection d'une seule côte ou de deux côtes.

II. — Qu'elle est indiquée :

a) Dans les cas de cavité occupant ou un tiers, ou la moitié d'un côté du thorax, surtout si cette cavité existe à gauche.

b) Dans les cas de cavité moyenne et plate.

CHAPITRE III

TRAITEMENT

Le patient placé sur la table d'opération, on commence l'a-nesthésie, qui doit être surveillée avec la plus scrupuleuse attention ; on désinfecte avec soin la région et on explore la cavité encore une fois. L'exploration de la cavité suppurante n'est pas toujours facile, très souvent on rencontre des diffi-cultés, soit dans les parties molles du thorax, soit du côté des côtes. Et, en effet, on voit très souvent que les deux orifices cutané et pleural de la fistule ne se correspondent pas, qu'il existe entre eux un trajet fistuleux qui présente des diverticu-les dans les parties musculo-cutanées.

Pour pouvoir explorer facilement la cavité, nous devons in-ciser le trajet.

A la suite de leur rapprochement, les côtes se superposent l'une sur l'autre d'abord et finissent plus tard par s'imbriquer de telle manière, que l'espace intercostal, formé par deux côtes correspondantes, n'existe plus ; l'introduction d'une sonde est impossible.

Quelquefois, après une pleurotomie ou après une opération d'Estlander, il se forme une soudure costale due à un drain qui a irrité par sa présence le tissu périostal et amené tout autour du drain des productions osseuses dont il est résulté un orifice ; d'autres fois, ce trajet osseux s'est formé aux dépens des deux bouts voisins d'une ou de deux côtes voisines réséquées, qui se sont soudés autour du drain, dans l'espace intercostal, comme dans l'observation III.

Pour pouvoir explorer en présence des difficultés énoncées dans ce paragraphe, nous réséquons une ou deux côtes.

Ainsi, après avoir éloigné toutes ces difficultés, nous arriverons à déterminer approximativement les dimensions de la cavité suppurante.

Ceci dit, nous commencerons le *Manuel opératoire*.

Nous divisons l'opération en cinq temps :

Premier temps : Incision des parties molles.

Deuxième temps : Décollement du périoste et section des côtes.

Troisième temps : Grattage, curage de la cavité, excision de la plèvre, drainage et pansement de la plaie.

Quatrième temps : Suture des parties molles.

Cinquième temps : Compression locale exercée par le corset plâtré de M. le professeur Dubrueil, pansement.

PREMIER TEMPS

Incision des parties molles

Le but de ce temps est de mettre à nu par une incision faite aux parties molles les côtes à réséquer. Pour arriver à ce résultat, il y a plusieurs procédés qui diffèrent peu les uns des autres.

Nous donnerons ici la place aux plus importants et aux plus usuels :

a) *Procédé d'Estlander*, qui consiste à faire une ou plusieurs incisions sur la face latérale du thorax. — Ces incisions, parallèles à la direction des côtes, sont faites ordinairement au milieu de chaque espace intercostal. Leur nombre est égal à celui des côtes à réséquer. La longueur de l'incision varie d'après la longueur du fragment costal à enlever, elle est généralement de 8 à 10 centimètres. Une incision permet assez aisément la résection des deux côtes qui limitent l'espace intercostal au milieu duquel cette incision est pratiquée.

b) *Procédé de Bœckel*, qui consiste à faire une incision en L couché. — Ce chirurgien fait sur la côte la plus saillante, la huitième, une longue incision courbe, oblique, contournant la face latérale du thorax et remontant en arrière jusqu'à 7 centimètres des apophyses épineuses.

c) *Procédé de M. Bouilly*. — M. Bouilly pratique sur la paroi latérale du thorax une incision courbe demi-circulaire en U, et délimite ainsi un lambeau à base supérieure. Les deux branches de l'U sont généralement séparées par un intervalle de 8 à 10 centimètres, l'une de ces branches remonte vers le mamelon et l'autre vers l'aisselle. Autant qu'il est possible, il convient que l'incision qui délimite le lambeau passe par le ou les trajets fistuleux. Il faut éviter, si on le peut, que le trajet fistuleux ne soit compris dans le lambeau lui-même. Cependant, si l'orifice de la fistule se trouve sur la ligne axillaire ou en avant et dans un espace élevé, il sera nécessairement compris dans le lambeau. Les dimensions de l'incision et du lambeau sont subordonnées, non seulement à la situation des orifices fistuleux, mais aussi à l'étendue présumée de la résection costale ; ainsi, à la partie moyenne, le lambeau sera plus large qu'à la partie supérieure ou inférieure du thorax. Le lambeau comprend les muscles et la peau ; c'est un lambeau musculo-cutané.

d) *Procédé de Max Schede*. — L'opération d'Estlander ne fournissant que des résultats trop imparfaits, Max Schede a conseillé et mis en usage la résection de toute la paroi thoracique, sauf les parties superficielles. On enlève avec les côtes et les muscles intercostaux toute la plèvre. La face cruentée du lambeau doit venir se mettre en contact avec le poumon.

e) Procédé de M. Quénu. — Pour obtenir la mobilisation de la paroi sans avoir recours à de grandes résections costales, M. Quénu a proposé et pratiqué une opération qui consiste dans la résection de cinq à six côtes sur une faible étendue (2 centimètres), une première fois en avant et une seconde fois en arrière, suivant deux lignes verticales. Il résulte de cette intervention un volet mobile qui s'affaisse bien.

Malgré l'objection qu'on a faite au procédé de M. Bouilly, nous pensons qu'il est préférable aux autres procédés.

Avec cette façon d'opérer, les côtes sont largement découvertes, la résection en est plus facile et peut être pratiquée sur une plus grande étendue; la plèvre est plus largement ouverte, et le curage, le grattage, se font plus facilement et à l'œil nu.

On a formulé contre ces procédés l'objection suivante :

Lorsqu'on est obligé d'enlever un grand nombre de côtes, le lambeau est très allongé, disposition fâcheuse, car il ne se nourrit pas bien et ses bords sont exposés à se mortifier.

Il nous semble qu'on peut remédier à cet inconvénient :

a) En faisant le lambeau plus court.

En présence d'une grande cavité pour laquelle on croit devoir intervenir afin d'obtenir la guérison, on ne doit pas faire une ablation très étendue des côtes d'un côté du thorax, mais il est préférable de faire la résection des côtes à plusieurs reprises, en laissant, entre chaque intervention, l'opéré se remettre et la nature agir, car elle est un aide puissant surtout chez les enfants : exemple nos observations II et III. De cette manière, le malade aura plus de force pour aider la cicatrisation de la poche ; le lambeau ne sera pas long, se nourrira plus facilement et ne se mortifiera pas même à une compression prolongée.

b) En éloignant les branches du lambeau.

Si nous agrandissons les branches du lambeau, sa base sera plus large; le sang viendra en plus grande quantité, et la vitalité du lambeau augmentera.

DEUXIÈME TEMPS

Décollement du périoste et section des côtes

Le décollement du périoste est d'une exécution facile :

Nous incisons le périoste avec la pointe d'un bistouri, soit sur le milieu de la face externe, soit au niveau du bord supérieur et du bord inférieur de la côte ; puis avec la rugine à bec recourbé, qui reste toujours en contact avec le tissu osseux (de façon à éviter la déchirure et la perforation de la plèvre), manœuvrée à petits coups, nous détachons le périoste sur la face externe, au niveau des bords et sur la face interne de la côte. On dénude ainsi l'arc costal dans une certaine étendue égale à la longueur du segment qui doit être réséqué.

La résection sous-périostée des côtes présente de réels avantages. L'opération est plus simple, plus facile, nécessite moins de délabrements de la paroi thoracique. Enfin, et c'est là le principal avantage de la conservation du périoste, le faisceau vasculo-nerveux intercostal est sûrement respecté et l'on évite ainsi l'hémorragie des artères intercostales.

Mais la conservation du périoste, si elle présente certains avantages, n'est pas cependant tout à fait dépourvue d'inconvénients. Si le périoste est conservé, la côte réséquée se régénère et l'arc costal est reconstitué dans son intégrité première. Or cette régénération se produit d'autant plus promptement que le sujet est plus jeune, et elle peut être achevée avant la cicatrisation complète de la poche purulente. Dès lors la paroi thoracique cesse tout mouvement d'affaissement, la rétractilité de la plèvre lutte en vain contre cet obstacle devenu de nouveau insurmontable ; dès lors le but de l'opération n'est pas sûrement atteint et le travail de réparation s'arrête. Telles sont les objections que certains chirurgiens font à la résection sous-périostée.

En faisant une résection costale suffisante, lorsque nous pouvons, pour obtenir un affaissement thoracique assez considérable ; en aidant le rapprochement de cette paroi vers le poumon, au moyen du corsage qu'applique M. le professeur Dubrueil, en facilitant le travail de la cicatrisation de la poche purulente par le curage et le grattage, nous devancerons assurément la régénération des côtes par le travail de la cicatrisation de la poche. Si, malgré ces précautions, nous voyons que la cavité suppure encore après la régénération costale, suppuration qui est due à la persistance de la fistule, nous faisons une seconde et une troisième résection costale.

Ainsi donc, nous conseillons de conserver toujours le périoste entier, c'est-à-dire faire la résection sous-périostée des côtes. Ce n'est qu'en cas exceptionnel que nous faisons la résection du feuillet externe du périoste, mais nous conservons toujours son feuillet interne qui est utile.

La côte étant dénudée de son périoste, nous glissons sous son bord inférieur la branche concave du costotome de Collin, nous la faisons pénétrer sous la face interne de la côte à une profondeur convenable, et, en rapprochant fortement les deux branches de l'instrument, nous pratiquons la section de la côte.

Une section semblable étant exécutée aux deux extrémités du segment costal mis à nu, ce segment est libéré et peut être enlevé.

La résection porte presque toujours sur les côtes moyennes du thorax. Il y a en effet des côtes auxquelles il ne faut pas toucher : telles sont les deux premières et les deux derniè-res côtes.

Quelques opérateurs ont réséqué la première et la deu-xième côtes ainsi. M. Delorme a réséqué une portion de 3 cen-timètres de la première côte et de 9 centimètres de la deuxiè-me, mais il faudrait être assuré d'avoir le même bonheur que lui pour ne pas avoir à déplorer d'accidents graves. Il faut donc que la résection ne dépasse pas en haut la troisième côte. La résection de la onzième côte ne se fait pas souvent, parce que l'empyème ne descend pas plus bas que le neu-vième espace intercostal. Et cette résection ne doit pas se faire, lorsqu'elle délimite même une portion de l'empyème, parce que si on la fait non seulement on risquera de blesser le péritoine, mais encore on ne facilitera pas beaucoup la mobilisation de la paroi thoracique.

Le lieu d'incision du lambeau et de la section des côtes est la face latérale du thorax, sur la ligne axillaire, au point où l'on ne rencontre que le grand dentelé et le grand oblique de l'abdomen.

La grandeur du lambeau thoracique doit être proportion-née en général à la profondeur et non à la largeur de la ca-vité suppurante. Plus le poumon est éloigné de la paroi tho-racique, plus la cavité sera profonde, plus le lambeau sera grand. Mais cette grandeur doit avoir une limite qu'on ne doit pas dépasser : ainsi, pour de grandes cavités opérables, nous pensons qu'il faut faire à plusieurs reprises l'opération comme dans les observations II et III.

Une question fort importante à résoudre, dont nous n'avons pas encore parlé, est : a) *la détermination du nombre des côtes que*, dans un cas donné, *il convient de sectionner, et* b) *de l'étendue des fragments qu'il faut réséquer sur cha-que côte.*

a) La résection, d'une façon générale, doit porter sur toutes les côtes qui recouvrent la longueur du foyer purulent. Mais lorsque nous sommes en présence d'une cavité grande, surtout à droite de la cavité thoracique, il faut réséquer très peu de côtes pour faire une seconde, une troisième et une quatrième résection, etc. Exemple, observation II.

b) Le segment réséqué sur une côte doit être d'autant plus long que la cavité est à ce niveau plus large et plus profonde, c'est-à-dire que plus grande est la distance entre ses limites antérieure et postérieure et que plus grand est l'intervalle qui sépare le poumon de la paroi thoracique. Ainsi, si le poumon n'est pas trop loin de la paroi thoracique, si la cavité est plate, alors il faut réséquer plusieurs côtes et de chaque côte une petite portion.

Mais en général plus le patient est jeune, plus il est nécessaire que la résection soit étendue et large. Dans le jeune âge, la reproduction du tissu osseux est prompte et considérable (nous l'avons dit), et le meilleur moyen d'en éviter les inconvénients est d'obtenir d'emblée un affaissement suffisant de la paroi thoracique.

TROISIÈME TEMPS

Grattage, curage de la cavité, excision de la plèvre, drainage et pansement de la plaie.

Nous consacrons ce temps à l'examen de la paroi de la cavité suppurante et à l'exécution des moyens propres à ranimer ou à favoriser la rétraction consécutive de la plèvre, tels que le curage et le grattage.

Il est d'une importance très grande pour le bon résultat de l'opération. Bon nombre d'opérations ont donné des résultats incomplets ou nuls, parce qu'on n'a pas fait ce complément de l'opération, parce qu'on n'a pas gratté la paroi de cet abcès de la plèvre, et au besoin excisé une petite portion de la plèvre. Cependant si, après avoir examiné la cavité suppurante, la plèvre n'est pas trop épaisse, si elle se laisse facilement déprimer jusqu'au contact du poumon, nous n'avons pas à y toucher, parce que le résultat de l'opération sera bon sans cela.

Si cet empyème chronique date d'un temps assez éloigné ; si nous rencontrons une plèvre épaisse dépassant même plusieurs centimètres, sclérosée, où les deux feuillets pleuraux, mis en contact par la mobilisation thoracique, sont devenus incapables de bourgeonner et d'adhérer ; alors nous pouvons et nous devons lutter, car aujourd'hui nous n'avons aucune complication à redouter, grâce à l'antisepsie. Si nous avons des fongosités qui entretiennent la suppuration de la cavité, nous faisons le curage, le grattage, qui suppriment ces bourgeons charnus.

Pour pratiquer ces deux opérations, nous nous servons des grandes curettes de Volkmann et de Simon.

Grâce à la résection des côtes, si l'incision de la plèvre (que nous avons faite) est assez large, l'instrument peut être manœuvré dans toutes les directions et atteindre successivement tous ou presque tous les points de la surface suppurante.

Ceci fait, pour achever le nettoyage de la cavité, nous faisons un lavage avec une solution de chlorure de zinc de 2 à 5 pour 100. Au besoin, si les sécrétions ont une odeur fétide, nous touchons tous les points accessibles de la paroi avec un tampon d'ouate trempé dans une solution de chlorure de zinc à 10 pour 100.

Le curage et le grattage enlèvent toutes les productions qui s'opposent au bourgeonnement actif des parois : comme les produits fongueux, molasses, du pus concret.

Ces deux opérations modifient profondément la vitalité de de la plèvre, et placent cette membrane dans des conditions plus favorables à la cicatrisation.

Pour faciliter le léger écoulement du pus, nous introduisons dans la plaie deux drains, gros comme le petit doigt (on les a préalablement fait bouillir un quart d'heure), un à chacun des angles inférieurs du lambeau. Nous mettons ensuite sur la plaie de la gaze iodoformée ou salolée.

QUATRIÈME TEMPS

Suture des parties molles

Avant de réappliquer le lambeau, on enlève avec des ciseaux les débris de périoste et de tissu musculaire ; si on ne faisait pas cette élimination, la réunion par première intention pourrait être compromise, parce que la suppuration continuerait à se produire superficiellement.

Après avoir ainsi nettoyé le lambeau et le périoste, nous faisons la suture. Elle sera en un seul plan si le lambeau est petit, en deux plans s'il est de grande dimension : le plan profond réunissant les parties molles sous-cutanées, le plan superficiel réunissant la peau.

CINQUIÈME TEMPS

Compression locale exercée par le corset plâtré de M. le professeur Dubrueil ; pansement.

Lorsque nous avons enlevé les arcs costaux, sur la paroi externe de la poche, il ne nous reste que du tissu mou, formant le plastron, qui, par le fait de la pesanteur, tend à se rapprocher du poumon ; par cette action, les deux feuillets de la plèvre se touchent et aident ainsi le travail de cicatrisation.

Pour que cette pression soit suffisante, et que le plastron thoracique et le poumon, à la suite d'une compression localisée, soit continuellement en contact, notre Maître M. le professeur Dubrueil a imaginé un corset plâtré. En rapprochant

3

les feuillets pariétal et viscéral de la plèvre et en les faisant se toucher constamment, rapprochement qui diminue la cavité de l'épanchement et facilite l'adhésion de ces deux parois, cet appareil a pour but de produire une compression élastique telle, que le plastron sur lequel nous voulons agir en supporte seul les effets.

Nous appliquons l'appareil de la façon suivante :

La poitrine du malade est entourée d'un appareil de Sayre, solide et fortement ouaté. Lorsque l'appareil est bien sec, on l'excise au niveau de l'épanchement.

Nous entourons cette fenêtre ainsi faite de Makintosch, en contact avec la poitrine, pour empêcher que le pus ne salisse l'appareil.

Immédiatement au-dessus de la couche de gaze iodoformée ou salolée que nous avons mise sur la plaie, nous plaçons au niveau de la fenêtre une épaisse couche de ouate, de façon à ce qu'elle dépasse le plan de l'appareil et qu'elle comble le vide qu'il laisse.

Par-dessus cette masse de ouate, nous faisons passer des bandes de caoutchouc assez serrées, et entourant la poitrine à cette hauteur.

Dans les premiers temps, nous faisons le lavage et le pansement chaque jour, et, à mesure que nous voyons diminuer le pus, nous ne le faisons plus que tous les deux, trois ou quatre jours. En règle générale, plus on espace les lavages, plus on facilite le travail de la cicatrisation.

OBSERVATIONS

Observation Première

(Publiée par M. le professeur Dubrueil, dans la *Gazette médicale de Paris*, 1888.)

Femme âgée de quarante-trois ; elle avait du côté droit une pleurésie suppurée ouverte spontanément à l'extérieur.

Lorsque elle est venue pour la première fois, j'essayai, après avoir agrandi l'orifice, des lavages de la plèvre avec des liquides antiseptiques. N'arrivant pas à un résultat satisfaisant, je pratiquai le drainage vertical de la plèvre à l'aide d'un drain traversant la cavité pleurale dans une grande partie de son étendue verticale. Ce moyen parut d'abord devoir amener la guérison, mais je finis par m'apercevoir que la suppuration ne tarissait nullement. Bref, je me décidai à pratiquer l'opération d'Estlander, et, après avoir taillé un lambeau curviligne à convexité antérieure, je réséquai une partie des quatrième, cinquième, sixième et septième côtes. La suppuration pleurale continua.

Je pensai alors que la résection avait été insuffisante et je recommençai. J'enlevai à nouveau des fragments des côtes attaquées dans la précédente opération, et je réséquai en outre une partie de la huitième côte.

L'empyème contre lequel l'opération était dirigée durait depuis longtemps. Le thorax s'était affaissé du côté malade, et les côtes avaient subi un rapprochement tel, que sur certains points le bord supérieur et le bord inférieur des deux côtes limitant un espace intercostal arrivaient au contact. Aussi, lors de ma première opération, éprouvai-je une difficulté sérieuse à passer sous la côte l'instrument avec lequel je voulais en pratiquer la section.

La malade a fini par guérir, après avoir conservé assez longtemps un trajet fistuleux correspondant au point par lequel s'était faite la première ouverture, orifice par lequel elle poussait des injections antiseptiques dans la cavité pleurale.

La femme a subi à deux reprises l'opération d'Estlander ; sa guérison après deux ans était définitive.

La fistule est fermée complètement, et la malade vaque, sans plus de fatigues qu'avant sa maladie, aux occupations quelquefois pénibles de son ménage.

Il n'y a sur aucun point reproduction des portions des côtes enlevées, mais les parties laissées en place, portion sternale et portion rachidienne, sont, pour toutes les côtes réséquées, arrivées au contact sans contracter d'adhérence l'une avec l'autre, de sorte que les deux extrémités tendent à s'écarter pendant l'inspiration.

Les deux portions, rachidienne et sternale, des côtes sectionnées, se réunissent, non pas suivant une ligne courbe, mais en formant un angle à sinus externe très ouvert. Il en résulte l'existence, au niveau des côtes réséquées, d'une dépression verticale, peu profonde il est vrai, mais formant une gouttière bien nette.

Le côté du thorax a du reste subi dans son diamètre transversal un affaissement des plus marqués. Quant à la colonne vertébrale, elle présente une scoliose dorsale à convexité gauche très prononcée.

Les côtes sont très rapprochées une sur l'autre, produit par l'influence de la pleurésie purulente sur les muscles intercostaux.

Observation II

(PERSONNELLE)

(Recueillie dans le service de M. le professeur Dubrueil)

Le nommé T... P..., âgé de dix-huit ans, berger.

Son père et sa mère sont robustes et bien portants. Il a neuf frères ou sœurs qui jouissent également d'une bonne santé. Ses parents n'ont perdu aucun enfant.

Il n'a jamais été malade pendant son enfance. A l'âge de neuf ans, il eut au médius droit un gonflement douloureux, un spina ventosa, sans doute, qui suppura longtemps.

Il y a deux ans et demi, vers le mois de mars 1891, il commença à tousser, il maigrit légèrement, il sentit ses forces diminuer, etc.

Entré à l'hôpital de Saugues le 20 mars, il en sortit le 12 avril avec une ordonnance du docteur qui lui conseillait des gargarismes.

Mais il resta malade tout l'été suivant.

Au mois d'août, à la suite d'un refroidissement, il fut pris d'un point de côté à droite, dont il souffrit durant une quinzaine de jours. Il se trouvait un peu mieux, lorsque, s'étant refroidi de nouveau, il fut atteint d'une pleurésie, toujours du côté droit. On lui appliqua successivement une dizaine d'emplâtres et on lui fit prendre du goudron Guyot. Il ne se rétablit jamais complètement : il continuait à souffrir de temps en temps de son point de côté, il toussait, crachait, suait un peu la nuit, maigrissait de plus en plus. Finalement, il dut cesser toute espèce de travail.

En mars 1893, il s'aperçut qu'il avait sur la partie droite du thorax, à un travers de doigt en dedans et au-dessous du mamelon, une grosseur d'abord dure, puis molle, qui augmenta lentement de volume. Fin avril, son docteur lui incisa cette tumeur, en évacua deux litres environ d'un pus blanchâtre, mal lié, grumeleux, et lui fit, pendant deux mois, des injections d'huile iodoformée, puis d'eau boriquée. Mais la suppuration ne se tarit pas. Jamais il n'a eu de vomique.

Le 13 juin 1893, il entra à l'hôpital suburbain, salle Delpech, 14. A cette époque, il était maigre et sa peau présentait une teinte pâle, terreuse. L'examen de ses poumons révélait une tuberculose pas trop avancée. Le stylet s'enfonçait dans sa plèvre à plus de 12 centimètres de profondeur, et il s'écoulait toujours une grande quantité de pus.

Le 27, M. le professeur Dubrueil fit, à la partie inféro-externe du thorax, une incision en U, réséqua une côte sur une longeur de 1 centimètre environ et plaça deux drains dans la plèvre, l'un par l'ancien orifice, l'autre par le nouveau.

Pendant huit jours, on pratiqua des lavages boriqués avec pansements iodoformés. Il s'écoulait toujours beaucoup de pus, parfois mêlé de sang. On appliqua alors le corset plâtré de M. le professeur Dubrueil.

Cet appareil resta appliqué une quinzaine de jours, au bout desquels l'affaissement de la paroi thoracique étant jugé encore insuffisant, M. le professeur Dubrueil pratiqua une opération d'Estlander, c'était le 29 juillet 1893 : cinq côtes furent réséquées sur une étendue de 2 centimètres environ, et le même traitement post-opératoire fut : lavages boriqués, pansements iodoformés, corset plâtré avec compression par la bande élastique.

Après cette seconde opération, l'état général s'est très sensible-
ment relevé : le malade a augmenté de poids, a même notablement
engraissé, les forces et l'appétit sont revenus, l'auscultation a dénoté
une amélioration sensible des lésions pulmonaires. Une scoliose à
convexité gauche commence à se dessiner.

Cependant la suppuration ne s'est pas encore tarie, la cavité pleurale s'est aplatie, mais reste large de 7 à 8 centim., et une deuxième
opération d'Estlander est jugée nécessaire.

Le 22 novembre 1893, M. le professeur Dubrueil fait encore une
incision en U très évasée au même niveau que la première, et, soule-
vant progressivement le lambeau, résèque les cinq mêmes côtes sur
une étendue de 2 centimètres environ.

La libération de ces côtes est rendue assez laborieuse par l'existence d'ostéophytes irréguliers et par l'adhérence de plusieurs de ces
côtes entre elles, tout cela étant la conséquence de l'intervention précédente.

Après avoir, pendant quelques jours, lavé la plèvre avec de l'eau
boriquée tiède et appliqué des pansements iodoformés, on installe encore le corset plâtré.

Cette dernière intervention paraît devoir amener une guérison définitive ; en effet, la suppuration pleurale s'est tarie rapidement, et,
une dizaine de jours après l'opération, les trajets fistuleux se sont
fermés.

28 décembre. — La suppuration a reparu. Un stylet introduit par
le nouvel orifice fistuleux, qui n'est que l'ancien rouvert, pénètre dans
une petite cavité pouvant contenir 150 grammes de pus environ. Lavage, drainage et pansement iodoformé.

30. — Corset plâtré.

2 janvier.— Fenestration du corset, bourrage à la gaze et à l'ouate.
Bande élastique.

17 avril. — Il y a quelques gouttes de pus, la fistule persiste ; la
sonde, dont l'extrémité est en bec, introduite, nous montre qu'il existe
un simple trajet fistuleux qui est très superficiel et peu profond.

Nous constatons une amélioration assez sensible.

Observation III

(Publiée par M. L. Monnier dans la *Gazette des hôpitaux*, 1894)

Le nommé C... T., âgé de treize ans et demi, a toujours été d'une santé délicate, toutefois il n'a fait aucune maladie grave avant l'âge de cinq ans ; à cette époque, il fut pris d'une scarlatine qui, mal soignée, se compliqua d'anasarque et d'épanchement pleural gauche, dont la transformation purulente nécessita une incision évacuatrice qu'un médecin pratiqua dans le huitième espace intercostal, sur la ligne axillaire. Un drain resta longtemps dans ce trajet, puis on le retira, mais une fistule s'établit définitivement.

En 1889, il entre à l'hôpital, à l'âge de neuf ans ; on constate que l'état général est passable, que le facies est strumeux ; on remarque quelques symptômes de bronchite chronique à droite ; à gauche, on entend à peine un peu de respiration, tout à fait au sommet. La paroi costale de ce côté est légèrement affaissée ; dans la huitième espace est une fistule qui coule modérément ; le stylet dénote une vaste cavité sans pouvoir en préciser les limites.

L'enfant endormi, on fait une incision longue passant par l'orifice fistuleux ; résection sous-périostée des neuvième, huitième, septième, sixième, cinquième et quatrième côtes, sur une longueur commençant par 10 centimètres à la neuvième, pour se terminer par 4 centimètres à la quatrième ; on obtient de la sorte un véritable trapèze dépourvu d'os. On a ainsi procédé parce que, les neuvième et huitième côtes enlevées, on a constaté une immense cavité formée par la plèvre entière, hormis le cul-de-sac supérieur dans lequel s'est réfugié le poumon sous forme d'un moignon induré du volume d'une mandarine.

Bien qu'il eût fallu faire une résection costale, on ne l'a pas faite parce que l'opération, rendue difficile par le rapprochement des côtes, avait duré près de quarante minutes, et que l'enfant était très déprimé par la suppuration prolongée. Ce collapsus s'expliquait d'autant mieux qu'on avait donné plusieurs secousses assez violentes au cœur, lors de la section des côtes précordiales.

Après le lavage, on place deux gros drains à la partie inférieure de l'incision et on suture le reste.

Ici les huitième et neuvième côtes sont soudées par des jetées osseuses qui se sont faites autour du drain, dans l'espace intercostal ; ce même drain a usé, en quelque sorte les côtes ; il en est résulté un trajet osseux.

Les suites immédiates de l'opération furent satisfaisantes ; à la suite d'une compression énergique, la paroi externe parut s'accoler au médiastin ; l'écoulement fut très modéré. A partir du dix-huitième au vingtième jour, la plaie commença à se désunir, et une suppuration profuse survint, malgré des pansements antiseptiques ; elle dura plusieurs mois, pendant lesquels une exacerbation de la bronchite fit craindre une fonte tuberculeuse du poumon droit.

Le séjour à la campagne améliora cette situation, mais une fistule persista.

En novembre 1891, nous faisons une seconde résection, nous enlevons un massif osseux, qui est formé par les extrémités externes, rapprochées et soudées, du fragment postérieur des six côtes enlevées précédemment, côtes qui ont de plus proliféré par leur surface de section, allant ainsi à la rencontre de l'extrémité externe des deux segments antérieurs des mêmes côtes. Il en est résulté une fistule ostéofibreuse incurable sans une large exérèse : aussi enlevons-nous encore 10 centimètres de ces côtes, plus 7 à 8 centimètres des troisième et deuxième côtes.

La cavité mise à nu est considérable. Toute sa surface, nettoyée avec soin, est touchée avec une solution du chlorure de zinc au dixième : deux gros drains assurent l'écoulement du pus, et la plaie est suturée.

La désunion resta limitée, mais la suppuration fut encore abondante, quoique s'accompagnant de peu d'élévation de température, car celle-ci n'atteignit en effet que trois ou quatre fois 39 degrés. Le recollement, favorisé par l'immobilisation du bras contre le tronc, se fit peu à peu ; l'enfant partit de nouveau pour la campagne.

En mars 1893, il nous fut ramené ; l'état général continuait à être excellent. Au siège de l'ancienne fistule, il y avait une sorte d'infundibulum aplati, de 2 centimètres de profondeur sur 4 centimètres de longeur et 4 à 5 millimètres de largeur ; le fond était constitué partie par le poumon descendu et dilaté, puisqu'il atteignait le troisième espace intercostal, partie par les extrémités des quatrième et cinquième côtes, recouvertes, ainsi que le poumon, de fongosités peu épaisses du reste. Ajoutons que le péricarde formait la paroi interne (sternale) de cet infundibulum. Bien que les deux tiers de cette cavité

fussent épidermiques, nous crûmes cependant intervenir une troisième
fois pour tarir le reste de suppuration qui persiste.

Le 9 mars, après l'anesthésie générale, nous grattons avec précau-
tion les surfaces fongueuses ; la cinquième côte est un peu dénudée.
Nous décollons la peau de l'infundibulum de bas en haut, de manière
à suturer par leurs bords les deux lambeaux. Nous faisons un pansement antiseptique.

De cette façon, le fond de la cavité se trouva cutisé, partiellement
du moins, car le décollement n'avait pu être complet. La réunion se
fit et le petit point resté non suturé se cicatrisa totalement en juin.

En novembre 1893, nous avons examiné une dernière fois cet enfant et nous avons pu constater, avec les membres de la Société mé-
dico-chirurgicale à laquelle nous l'avons présenté, que le résultat
définitif est des plus satisfaisants : la suppuration est tarie. Au fond
de l'infundibulum, on voit battre le cœur et respirer le poumon; celui-
ci est descendu sur une hauteur de 12 à 15 centimètres et a rempli
le vide pleural, aidé en cela par l'ascension du diaphragme et l'affaissement thoracique.

La scoliose dorsale gauche est modérée, car elle n'a que 15 millimètres de flèche avec une courbure lombaire de compensation de
10 millimètres ; le moignon de l'épaule, quoique appuyé sur une seule
côte entière et la clavicule, fonctionne bien : l'état général est excellent.

Observation IV

(RÉSUMÉE)

(M. Moraux, *Bulletin de l'Académie royale de médecine de Belgique,* 1891)

L... (Joseph), vingt ans, de I..., sans profession, entre dans mon
service le 6 janvier 1890. Jusqu'à l'âge de dix-sept ans, il n'a jamais
été malade. Son père est de bonne santé, sa mère est morte, il y a dix
ans, d'un squirrhe dans le côté (?).

Il y a trois ans, à la suite d'un refroidissement, il fut pris d'un vio-
lent point de côté à droite, de frissons et de fièvre. Il dut garder le lit.
Quinze jours après, le médecin traitant pratiqua une ponction à quatre
travers de doigt sous le mamelon droit. Il s'écoula du pus en grande
quantité, et depuis lors le trou de la ponction ne s'est jamais fermé.

De plus, trois autres orifices se sont ouverts successivement un peu en avant de la ligne axillaire, et tous les quatre persistent au moment où j'examine le patient. Le malade est en pleine fièvre hectique.

Inspection. — Le premier orifice fistuleux est situé dans le sixième espace intercostal, à l'intersection de la ligne mamillaire. Un autre se trouve au niveau du cinquième espace intercostal, sur une ligne parallèle à la ligne mamillaire et située à 10 centimètres derrière celle-ci. Les deux derniers sont situés au niveau du huitième espace intercostal, l'un entre les deux lignes prises plus haut comme lignes de repère, l'autre plus en arrière, un peu en avant de la ligne axillaire. La cavité purulente est très profonde. Je traverse toute la poitrine d'arrière en avant et transversalement avec une sonde en gomme. Je puis également la pousser en haut dans une étendue de plus de 20 centimètres. Il existe un aplatissement considérable de toute la partie droite du thorax.

Tandis que la partie gauche de celui-ci mesure 41 centimètres, la partie droite n'en mesure que 29 à 31. L'omoplate droite fait fortement saillie, par suite du retrait des côtes en avant. La paroi antérieure de la poitrine du même côté est excavée, et la ligne d'articulation chondro-sternale est fortement saillante.

Percussion. — A droite, au sommet, la sonorité est fortement diminuée ; dans les deux tiers inférieurs, il y a matité absolue. A gauche, il existe une diminution légère de la sonorité en avant et en haut.

Auscultation. — Le poumon gauche fonctionne bien. En haut, seulement quelques petits râles secs. Dans le reste de l'organe, on entend quelques gros râles humides disséminés. Dans le poumon droit, bruit sourd vers le sommet. Silence complet dans tout le reste de ce côté de la poitrine.

Le 15 janvier 1890, l'opération (résection sous-périostée) est pratiquée.

De la septième côte j'enlève 7 centimètres ; de la sixième, 5 centimètres ; de la cinquième, 4 centimètres ; de la huitième, 6 centimètres ; de la neuvième, 4 centimètres.

La résection terminée, j'introduis une large curette dans l'orifice fistuleux le plus déclive, et je racle assez profondément ; je fais le lavage de la cavité à la solution phéniquée à 1 pour 100 ; le drain est arrêté dans la cavité par une épingle de sûreté. Suture en soie. Pansement.

Le pus diminue chaque jour ; le malade présente une fièvre qui ne monte pas au-dessus de 38°.

Le poids du malade augmente chaque jour. Dans cinq mois, le malade sort guéri.

Le thorax, à droite, mesure sous l'angle de l'omoplate 27 centimètres ; au niveau du mamelon, 30 centimètres. Dans la moitié supérieure de la poitrine, la respiration est nette. Le patient est fort, ne tousse plus, travaille et pèse 43 kil. 500.

A plusieurs reprises, j'ai revu le jeune homme ; il est resté en très bonne santé.

Le 18 août, il pesait 44 kil. 500.

En septembre 1892, il est venu me voir ; il se trouvait tout à fait bien. Son poids était de 48 kil. 200. Le thorax, à droite, c'est-à-dire du côté opéré, mesurait, au niveau des mamelons, 34 centimètres au lieu de 30 que nous avions comptés au mois de juin 1891. La partie gauche de la poitrine, qui, à cette dernière époque, mesurait 41 centimètres, en mesurait 44 en septembre 1892. Les fragments de côtes réséquées se sont reproduits, ce que l'on reconnaît par la palpation au niveau de l'ancienne cicatrice. On trouve, en effet, en cet endroit, une résistance qui ne peut être due qu'à une néoformation du tissu osseux. Le patient ne tousse et n'expectore plus ; son état général est des plus satisfaisants.

Observation V

(RÉSUMÉE)

(M. Moraux, *Bulletin de l'Académie royale de médecine de Belgique*, 1893)

D... (Bernard), quarante-cinq ans, domicilié à D.., journalier, entre dans mon service le 13 octobre 1892. Son père est mort hydropique (?) à soixante-deux ans ; sa mère est morte à cinquante-six ans d'hémorragie cérébrale. Le patient lui-même n'aurait jamais été malade, sauf en 1886, où il souffrit pendant quelques jours de son côté gauche au niveau duquel il avait été compromis par le buttoir d'un wagon.

Au commencement de mars 1892, D... fut tout à coup atteint de pleuro-pneumonie à droite.

Le 6 mai, on constata les signes d'une pleurésie purulente ; on lui fit une incision dans le sixième espace intercostal, au niveau de la ligne axillaire antérieure, un flot de liquide purulent très fluide s'échappa : il sortit 2 litres de liquide. La toux persistait assez fréquente et douloureuse ; il se faisait une expectoration muco-purulente assez abondante, malgré le lavage antiseptique qu'on lui faisait.

D'autre part, au 1er juin, la fistule s'était fermée et le drain ne fonctionnait plus bien. M. Debray, le médecin traitant, estima alors qu'une nouvelle intervention était nécessaire, et le 4 juin, à l'hôpital, on renouvela l'opération de l'empyème, suivie d'un drainage, au moyen d'un gros tube en caoutchouc et de lavages antiseptiques.

Le 12 juillet, D... sortit de l'hôpital, porteur d'un double drain en canon de fusil. A partir de ce moment, on se borna à faire des lavages antiseptiques ; la sécrétion diminua assez rapidement, mais finit par rester stationnaire.

Au commencement d'octobre, je vis le malade en consultation avec M. Debray, et il fut convenu que nous tenterions, pour amener la guérison complète, une résection costale. A ce moment, le patient est amaigri, anémié, affaibli, incapable du moindre effort et découragé. Il n'a pourtant presque pas de fièvre.

Inspection. — Au niveau du sixième espace intercostal, en dedans de la ligne axillaire, existe un petit orifice, ou plutôt une petite fente fistuleuse, par laquelle passe le double drain.

Je puis, par l'orifice fistuleux, introduire, en haut et un peu en arrière, un gros stylet en plomb malléable, sur une étendue d'environ 20 centimètres ; je ne puis imprimer à ce stylet aucun mouvement oblique, il est retenu dans un trajet peu large. Ce premier stylet restant en place, je puis en même temps en introduire un second plus en dehors que le premier, et pénétrant directement en arrière et en dehors, sur une étendue de 10 centimètres.

Percussion. — A gauche, tout est normal. A droite, la sonorité est presque intacte, quoiqu'un peu affaiblie en avant et en haut, et dans une grande étendue de la partie postérieure du thorax. En bas et surtout en avant, la sonorité est notablement diminuée.

Auscultation. — Rien de particulier à gauche. A droite, frottements pleurétiques très marqués. Çà et là, quelques râles bronchiques.

Opération. — Le 13 octobre, incision verticale de tous les téguments partant de 4 centimètres au-dessus de la fistule et s'étendant à 6 centimètres au-dessous. Cette incision est rencontrée vers son milieu par une incision qui lui est perpendiculaire, et qui me permet de disséquer en dedans et en dehors deux lambeaux supérieurs et deux lambeaux inférieurs.

La septième côte est dénudée de son périoste, et j'enlève de cette côte un fragment long de 6 centimètres ; je résèque un fragment de 5 centimètres de la huitième côte ; je fais le grattage de la cavité, le lavage et le drainage, je suture la plaie.

La plaie, le 17 décembre, est à peu près cicatrisée.

Au moment de son départ, D... a repris de la couleur et de la force. Il est gai, ne tousse pas, mange de très bon appétit, et toutes les fonctions s'accomplissent normalement. On entend encore les frottements pleuraux très étendus, mais le patient n'accuse plus de douleurs. Le poids du malade, chaque huit à dix jours, augmente de 55 grammes.

J'ajouterai, pour terminer, que l'examen des fragments réséqués n'a laissé constater aucune modification de forme ni de texture de ces parties costales.

Observation VI

(RÉSUMÈE)

(M. Güterbock, *Berlin. klin. Wochenschrift*, 1893)

Homme âgé de trente-cinq ans, que j'ai en traitement depuis 1887, pour un empyème dont le développement avait été précédé d'hémoptysie. La persistance d'une fistule à la suite de l'incision a rendu nécessaire plusieurs opérations successives équivalentes, complètement cicatrisées.

La moitié droite du thorax n'existe pour ainsi dire plus. On constate à ce niveau une vaste dépression des téguments s'étendant à toute la hauteur de la cage thoracique. La paroi costale manquant dans toute cette étendue, le foie en entier est accessible à la palpation et fait fortement saillie dans la partie supérieure de l'abdomen. Les mouvements respiratoires n'existent plus du côté droit. Malgré cette énorme perte de substance, l'opéré jouit actuellement d'une bonne santé. Il ne tousse pas et son état de nutrition est excellent. Les mouvements du membre supérieur droit sont absolument normaux.

Observation VII

(RÉSUMÉE)

(Kirmisson, *Gazette médicale* de Paris, 5 décembre 1885)

Jeune garçon de vingt-deux ans. Sa mère est morte phtisique. En 1882, il commence à tousser, puis il est atteint d'une pleurésie gauche à évolution lente. Quatre mois après, en juillet de la même année, il se forme une tumeur d'empyème qui s'ouvre spontanément, à 8 centimètres au-dessous du mamelon, et donne issue à une grande quantité de pus.

Ce trajet fistuleux se ferme. Un deuxième abcès se forme au-dessus du premier, à 5 centimètres en dehors et en bas du mamelon, il s'ouvre, reste fistuleux et ne se ferme plus. En septembre 1883, *vomique très abondante. Cet état persiste dix mois encore, pendant lesquels du pus est continuellement évacué par la fistule et par les bronches.*

6 août 1884, admission à la Pitié. La sonde entre 11 centimètres en dehors et en arrière. *Impossible de mesurer la cavité par le procédé des injections; le liquide ressort par les bronches.* Le patient élimine environ 500 grammes de pus par jour par les bronches et par la fistule. Pas de bacilles dans les produits de l'expectoration.

22 août 1884, opération de la résection costale. Incision courbe sur la paroi latérale du thorax. Résection des neuvième, huitième, septième et sixième côtes. *La chloroformisation est difficile, du pus remonte à la bouche et fait redouter l'asphyxie;* aussi l'opérateur, bien qu'il ait reconnu que la cavité s'étendait plus haut, est-il obligé de laisser l'opération incomplète.

Pendant plus de huit jours, on ne pratique aucun lavage de la cavité, afin de faciliter la cicatrisation de la fistule pulmonaire. Au bout de ce temps, les vomiques disparaissent.

Décembre 1885, la suppuration persiste; une seconde résection lui est proposée.

Observation VIII

(RÉSUMÉE)

(Bouilly, obs. XXXV de la thèse du Cormack. Paris, 1885)

G..., âgé de trente ans. Ce malade, atteint de pleurésie purulente, fut traité par M. Bouilly, qui pratiqua la pleurotomie. Il quitta l'hôpital considéré comme guéri et put même se livrer aux travaux des champs. Le côté de l'empyème est le côté gauche.

Le 22 juin, le patient est de nouveau pris de fièvre, de dyspnée ; il a des sueurs abondantes et perd l'appétit.

Le 22 août, il est admis à l'hôpital ; la cicatrice se rompt et la fistule pleuro-cutanée se rétablit. Des signes de *tuberculose constatés au sommet droit sont considérés comme une contre-indication de l'opération d'Estlander*. On se borne à pratiquer, dans la cavité purulente, des injections avec une solution de chlorure de zinc. Au bout de quelques mois, l'état du patient est toujours stationnaire ; la cavité n'a pas de tendance à la cicatrisation. Cédant aux sollicitations du malade lui-même, M. Bouilly se décide à pratiquer la résection costale.

25 octobre 1884 (un an et quatre mois après la rechute et treize mois après la seconde pleurotomie), opération de la résection costale.

L'exploration démontre que la cavité est très vaste et qu'il faut faire remonter la résection très haut. La chloroformisation nécessite des précautions particulières, car la respiration est irrégulière et le pouls très faible. La résection porte sur huit côtes, de la troisième à la dixième. Lavage avec une solution faible de chlorure de zinc. Drainage. Compression avec quatre éponges placées dans le pansement et maintenues par des bandes élastiques.

Après l'opération, le patient reste en état syncopal ; il reprend à peine connaissance et meurt à trois heures de l'après-midi.

L'autopsie a démontré des tubercules très prononcés dans les poumons.

Observation IX

(RÉSUMÉE)

(Bœckel, Congrès français de chirurgie, séance du 16 mars 1888)

Homme âgé de trente-trois ans. Empyème suppuré à droite. Albuminurie due à une affection rénale.

Résection costale ; le choc opératoire emporte le patient au bout de trois jours, bien que l'opération eût été parcimonieuse et la perte de sang minime.

Observation X

(RÉSUMÉE)

(A. Poncet, *Lyon médical*, 24 décembre 1882)

Jeune garçon de quinze ans. En août 1881, pleurésie purulente gauche, consécutive à une fièvre typhoïde. Trois ponctions pratiquées donnent issue à cinq litres de pus. En novembre 1881, vomique pleurale.

Peu de temps après, fistule pleuro-cutanée, après une application de pâte de Canquoin. A la suite de l'établissement de cette fistule, survient une notable amélioration. Cette fistule finit par se cicatriser presque entièrement. Puis la situation s'aggrave de nouveau : œdème des pieds, albuminurie légère. Expectoration quotidienne de trois quarts de litre de pus environ.

18 juillet. — Opération de la résection costale.

18 août. — Disparition de l'albuminurie.

24 décembre. — Guérison complète.

Observation XI

(RÉSUMÉE)

(Moraux, *Bulletin de l'Académie royale de médecine de Belgique*, 1891)

Homme âgé de cinquante-cinq ans. Empyème suppuré à droite. Atteint d'une affection cardiaque. Résection de quatre côtes au niveau de la fistule. Il y eut une légère amélioration de l'état du patient après l'opération, mais le pus continua à se reformer jusqu'à la mort de l'opéré, qui succomba lentement aux progrès de son affection cardiaque.

Observation XII

(RÉSUMÉE)

(Bouilly, Société de chirurgie, 1884, p. 703)

Homme de trente ans. En septembre 1882, pleurotomie à gauche. En mars 1884, suppuration toujours très abondante par un orifice fistuleux situé dans le huitième espace. Le pus ne contient pas de bacilles. L'état général est assez bon. La cavité est énorme ; la grande sonde à exploration vésicale disparaît presque en entier, qu'on la dirige, soit en haut vers la clavicule, soit en arrière vers la face postérieure du thorax. La sonde métallique à grande courbure peut être retournée en tous sens, sans toucher les bords de la cavité.

22 mars 1884, opération de la résection costale. — Incision en ⊥ renversé. La branche verticale de cette incision, longue de 25 centimètres, s'étend de la deuxième à la neuvième côte et tombe au niveau de l'orifice fistuleux sur l'incision horizontale. La résection, très rapidement exécutée, porte sur huit côtes, de la neuvième à la deuxième, dont on résèque des fragments de 6 à 9,5 centimètres. Réunion des incisions à l'aide de sutures à fil métallique. Drainage profond et superficiel. Lavage de la plèvre avec une solution de chlorure de zinc à 5 pour 100.

Les jours suivants, le patient est atteint de septicémie aiguë, il meurt le 28 mars, quatre jours après l'opération.

Autopsie. — Infiltration de gaz et de liquides spumeux sous les lambeaux et dans la plèvre. Rate diffluente. Reins graisseux. Poumon carnifié, sans tubercules. Un ganglion caséeux au niveau du hile. L'affaissement de la paroi thoracique est considérable, et, dans les points correspondants aux côtes réséquées, le contact est établi entre les feuillets pariétal et viscéral de la plèvre. Le rapprochement des bouts antérieur et postérieur de chaque côte réséquée n'était pas encore allé jusqu'au contact; il était permis de supposer que ce vide aurait beaucoup diminué avec le temps.

Pour obtenir l'affaissement complet de la paroi thoracique, il aurait fallu prolonger la résection en arrière, sur les côtes moyennes et supérieures, dans une étendue de 5 à 7 centimètres, et faire une perte de substance véritablement énorme.

Observation XIII

(RÉSUMÉE)

(Eugène Bœckel, *Gazette médicale de Strasbourg*, 1er juin)

Gustave K.... de Reisdorf (Luxembourg), âgé de trente et un ans, n'a pas eu de maladie particulière dans son enfance. Au mois de juin de l'année 1879, il se produisit une pleurésie gauche. Au commencement de l'année 1881, on a fait une première ponction qui donna issue à 2 litres d'un liquide séro-purulent. A partir de ce moment, on fit une dizaine de ponctions à des intervalles de trois ou quatre mois, le liquide était de plus en plus purulent. Dans le cours de l'été de 1884, le docteur Buffer pratiqua l'opération de l'empyème et enleva deux portions de la huitième et de la neuvième côtes. On eut recours dans la suite à des injections quotidiennes de substances antiseptiques et astringentes variées sans résultats. La cavité pleurale garda une capacité de 350 à 400 cc.

2 décembre 1885. — Six ans et demi après le début de la pleurésie, opération de la résection costale. L'opération a duré une heure et demie.

Le 15 mars, le malade est guéri.

Observation XIV

(RÉSUMÉE)

(Poulet, *Société de chirurgie*, 21 octobre 1885)

Empyème chronique consécutif à une pleurésie tuberculeuse

Résection costale portant sur 6 côtes de la quatrième à la neuvième et sur une étendue qui varie de 7 à 13 centimètres. Après la résection, ouverture large de la plèvre, puis grattage des deux feuillets de la plèvre avec la curette tranchante. Réunion par première intention du lambeau musculo-cutané.

Trois mois après l'opération, la cavité est notablement rétrécie. La fistule persiste et donne encore 30 à 40 grammes de pus séreux par jour. Malgré une amélioration très sensible de l'état général, la guérison n'est pas définitive.

CONCLUSIONS

Maintenant qu'on comprend beaucoup mieux les indications et les contre-indications, grâce à l'antisepsie, grâce aussi au curage, au grattage, à l'excision de la plèvre, au refoulement forcé du plastron thoracique, l'opération d'Estlander est une opération assez heureuse. Elle a donné de bons résultats, et nous n'en voulons pour preuve qne la statistique suivante :

	Opérations	Guérisons	Améliorations	Morts
MM. Bœckel (1883-1890)...	13	9	1	3
Bouilly (1881-1888)...	13	8	2	3
Delorme (1884-1894) .	6	5	»	1
Dubrueil (1886-1894) .	3	2	1	»
Güterbock (1893)	1	1	»	»
Kœnig (1892)	3	2	»	1
Monnier (1894)......	1	1	»	»
Moraux (1891-1894)..	6	5	»	1
C. Poore (1892)......	2	1	»	1
Thiriar (1884-1888)...	13	11	1	1
Vieusse (1886-1888)..	3	2	»	1
Totaux.......	64	47	5	12

Cette statistique nous montre que, sur 64 patients, on a 47 cas de guérison complète, 5 cas d'amélioration et 12 cas de mort.

Si nous calculons pour 100 patients, nous obtenons le résultat suivant : 73 pour 100 guérisons complètes, 9 pour 100 améliorations et 18 pour 100 morts.

Ce chiffre de guérison est de beaucoup supérieur à ceux qui ont été donnés précédemment, par exemple :

Celui de 25 pour 100 par Cormack (Thèse de Paris, 1885).

Celui de 37 pour 100 par Amat (Thèse de Paris, 1887).

Celui de 64 pour 100 par Cultru (Thèse de Paris, 1891).

Nous voyons donc d'année en année l'opération d'Estlander réussir de mieux en mieux. Les assez bons résultats obtenus ne font qu'encourager le chirurgien, car en chirurgie une opération qui donne 73 cas de guérison complète et 9 cas d'amélioration pour 100 opérés est bonne. Et ainsi nous dirons de l'opération d'Estlander qu'elle est devenue aussi courante que l'opération la plus banale de chirurgie.

INDEX BIBLIOGRAPHIQUE

Martin. — Gaz. méd. de Montpellier, 1841.

Fausset (E.). — Sur la pleurésie chronique. Montpellier, 1865.

Flammarion. — Des fistules thorac. (Thèse de Strasbourg, 1869).

Langenbeck. — Archiv für klin. Chirurgie, 1869.

Peyrot. — Étude expérim. et clinique sur la pleurotomie (Thèse de Paris, 1876).

Revue de médecine et de chirurgie, 1879.

Martin. — Des accidents réflexes survenant après l'opération de l'empyème. Paris, 1881.

Discuss. sur le trait. chir. de l'empyème (Mém. Soc. de méd. de Strasbourg), 1882, t. XVIII.

Mouton. — Trait. de l'empyème chronique (Thèse de Paris, 1883).

Cormack. — Empyème chronique (Thèse de Paris, 1885).

Desplats. — Bul. mém. Soc. méd. des hôpitaux de Paris, 1885.

Ducrot. — Résection costale dans la pleurésie (Thèse de Lyon, 1885).

Dubrueil. — Gazette de Montpellier, 1886-1888.

Fidler. — Du traitement opératoire des pleurésies. Congrès de Wiesbaden. Sem. médicale, 1886, n° 16.

Gazette médicale de Strasbourg, 1886.

Bouveret. — Traité de l'empyème, 1888.

Congrès français de chirurgie, 1888.

Dubrueil. — Gazette médicale de Paris, 1888.

Kœnig. — Traité de pathologie chirurgicale spéciale. Paris, 1888.

Guy. — Thèse de Montpellier, 1889.

Revue de chirurgie, 1889.

Dubrueil. — Leçons de clinique chirurgicale de 1880-1890.

Tribune médic., 1890, n° 19.

KIRMISSON. — Discussion sur l'opération d'Estlander (Société de chirurgie. Sem. médicale, 1890, n° 20).

PEYROT. — Discussions sur l'opération d'Estlander (Société de chirurgie. Tribune médic., 1890, n° 19).

CULTRU. — Empyème chronique (Thèse de Paris, 1891).

POORE (C.-T.). — New. med. Journ. p. 347, 24 septembre 1892.

KŒNIG. — Berlin. klin. Wochens., n° 10, mars 1892.

Semaine médicale, 1892.

BECK. — Empyème, son traitement chirurgical. (Pan. Amer. med. Congr., sept., 1893).

Bulletin de l'Académie royale de médecine de Belgique, 1891-1893.

FORGUE et RECLUS. — Traité de thérapeutique chirurgicale, 1892.

TILLAUX. — Anatomie topographique, 1893.

Revue des sciences médicales, t. XXXV-XLIII, 1889-1894.

DUPLAY et RECLUS. — Traité de chirurgie.

RUILLIER. — Article « Empyème » du dictionnaire en 60 vol.

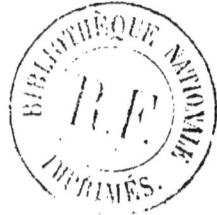

www.ingramcontent.com/pod-product-compliance
Lightning Source LLC
Chambersburg PA
CBHW050542210326
41520CB00012B/2678